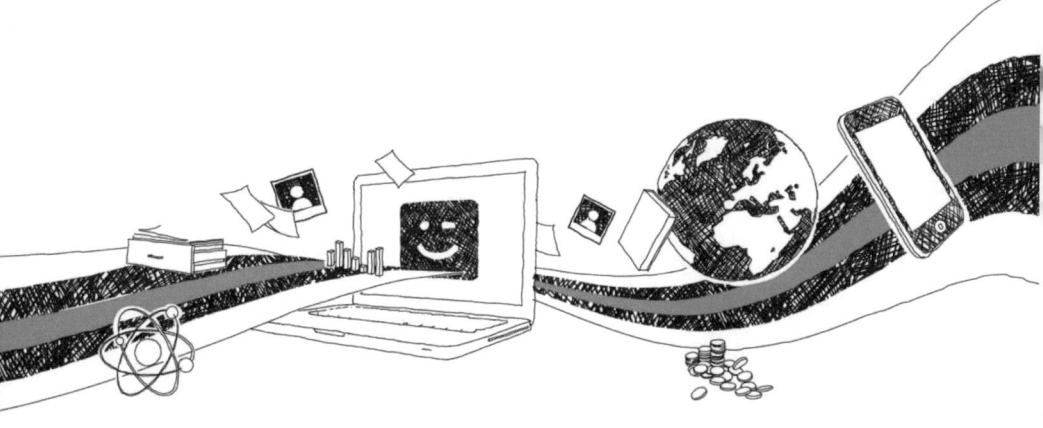
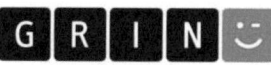

Die Bedeutung der Blutzuckermessung in der Pflege. Anleitung und Best Practices

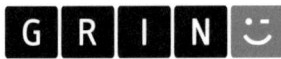

Bibliografische Information der Deutschen Nationalbibliothek:

Die Deutsche Nationalbibliothek verzeichnet diese Publikation in der Deutschen Nationalbibliografie; detaillierte bibliografische Daten sind im Internet über http://dnb.d-nb.de abrufbar.

ISBN: 9783346902047
Dieses Buch ist auch als E-Book erhältlich.

© GRIN Publishing GmbH
Trappentreustraße 1
80339 München

Druck und Bindung: Books on Demand GmbH, Norderstedt Germany
Gedruckt auf säurefreiem Papier aus verantwortungsvollen Quellen

Das vorliegende Werk wurde sorgfältig erarbeitet. Dennoch übernehmen Autoren und Verlag für die Richtigkeit von Angaben, Hinweisen, Links und Ratschlägen sowie eventuelle Druckfehler keine Haftung.

Das Buch bei GRIN: https://www.grin.com/document/1368951

Die Bedeutung der Blutzuckermessung in der Pflege: Anleitung und Best Practices

INHALTSVERZEICHNIS

I. EINLEITUNG

A. Bedeutung der Blutzuckermessung in der Pflege

Die regelmäßige Blutzuckermessung spielt eine entscheidende Rolle in der Pflege von Patienten mit Diabetes oder anderen Erkrankungen, die den Blutzuckerspiegel beeinflussen. Die Messung des Blutzuckerspiegels ermöglicht es dem Pflegepersonal, den Gesundheitszustand des Patienten zu überwachen, die Wirksamkeit der Behandlung zu bewerten und Anpassungen im Pflegeplan vorzunehmen. Durch die genaue Überwachung des Blutzuckerspiegels können potenzielle Komplikationen rechtzeitig erkannt und vermieden werden.

Die Blutzuckermessung hat auch eine wichtige präventive Rolle in der Pflege. Sie ermöglicht es dem Pflegepersonal, frühzeitig Risikofaktoren oder Veränderungen im Blutzuckerspiegel zu erkennen und geeignete Maßnahmen zu ergreifen, um das Risiko von Komplikationen wie Hypoglykämie oder Hyperglykämie zu verringern. Darüber hinaus ermöglicht die Blutzuckermessung eine individuelle Anpassung der Behandlung und eine kontinuierliche Überwachung der Blutzuckerkontrolle.

B. Ziel des Artikels: Anleitung zur Durchführung der Blutzuckermessung durch Pflegepersonal

Das Ziel dieses Artikels ist es, Pflegepersonal eine umfassende Anleitung zur korrekten Durchführung der Blutzuckermessung zu bieten. Es ist von entscheidender Bedeutung, dass das Pflegepersonal über das erforderliche Wissen und die erforderlichen Fähigkeiten verfügt, um die Messung korrekt und effektiv durchzuführen. Durch eine präzise und sichere Blutzuckermessung kann eine qualitativ hochwertige Pflege gewährleistet werden.

In diesem Artikel werden wir die verschiedenen Aspekte der Blutzuckermessung durchgehen, angefangen von der Bedeutung der Messung in der Pflege bis hin zu praktischen Anleitungen und Best Practices für das Pflegepersonal. Wir werden auch spezielle Situationen und Herausforderungen besprechen, auf die das Pflegepersonal bei der Blutzuckermessung stoßen kann, sowie den Umgang mit Dokumentation und Berichterstattung. Durch die Bereitstellung dieser Anleitung möchten wir dazu beitragen, dass Pflegepersonal das nötige Vertrauen und die erforderlichen Kenntnisse für eine sichere und qualitativ hochwertige Durchführung der Blutzuckermessung entwickelt.

II. GRUNDLAGEN DER BLUTZUCKERMESSUNG

A. Bedeutung des Blutzuckers für die Gesundheit von Patienten

Der Blutzucker, also der Glukosespiegel im Blut, ist ein entscheidender Parameter für die Gesundheit von Patienten, insbesondere für Menschen mit Diabetes. Glukose ist der primäre Energielieferant für den Körper und wird aus den Kohlenhydraten in unserer Nahrung gewonnen. Ein stabiler Blutzuckerspiegel ist wichtig, um den Körper richtig zu versorgen und normale physiologische Prozesse aufrechtzuerhalten.

Bei Patienten mit Diabetes ist der Blutzuckerspiegel häufig gestört. Entweder produziert der Körper nicht genügend Insulin (Typ-1-Diabetes) oder die Körperzellen reagieren nicht angemessen auf das vorhandene Insulin (Typ-2-Diabetes). In beiden Fällen kann der Blutzuckerspiegel zu hoch ansteigen (Hyperglykämie) oder zu niedrig absinken (Hypoglykämie). Langfristig unkontrollierte Blutzuckerspiegel können zu schwerwiegenden Komplikationen führen, wie z.B. Herz-Kreislauf-Erkrankungen, Nierenschäden, Sehstörungen und Nervenschäden.

Die regelmäßige Messung des Blutzuckerspiegels ermöglicht es dem Pflegepersonal, den aktuellen Zustand des Patienten zu beurteilen, den Erfolg der Diabetesbehandlung zu überwachen und Anpassungen im Pflegeplan vorzunehmen. Eine gute Blutzuckerkontrolle ist entscheidend, um das Risiko von Komplikationen zu minimieren und die Lebensqualität der Patienten zu verbessern.

B. Unterschied zwischen Blutzuckermessung und Blutuntersuchungen im Labor

Es ist wichtig, den Unterschied zwischen der Blutzuckermessung durch Pflegepersonal und den Blutuntersuchungen im Labor zu verstehen. Die Blutzuckermessung, die durch das Pflegepersonal durchgeführt wird, gibt eine momentane Lesung des Blutzuckerspiegels zu einem bestimmten Zeitpunkt wieder. Dies wird in der Regel mithilfe eines tragbaren Blutzuckermessgeräts und Teststreifen erreicht. Die Messung erfolgt durch das Auftragen eines Blutstropfens auf den Teststreifen, der dann vom Messgerät analysiert wird.

Im Gegensatz dazu umfassen Blutuntersuchungen im Labor eine umfassendere Bewertung des Blutbildes, einschließlich des Blutzuckerspiegels. Diese Untersuchungen werden in der Regel in medizinischen Labors durchgeführt und erfordern eine Blutentnahme aus einer Vene. Laboruntersuchungen bieten detaillierte Informationen über den Blutzucker, aber sie sind zeitintensiver und erfordern spezielle Ausrüstung und geschultes Fachpersonal.

Die Blutzuckermessung durch Pflegepersonal ermöglicht eine schnelle und einfache Überwachung des Blutzuckerspiegels, insbesondere im Pflegealltag oder zu Hause. Es ist wichtig, dass das Pflegepersonal die korrekte Durchführung der Blutzuckermessung beherrscht und die Ergebnisse interpretieren kann, um angemessene Maßnahmen zu ergreifen.

C. Verantwortlichkeiten und Aufgaben des Pflegepersonals bei der Blutzuckermessung

Das Pflegepersonal spielt eine wichtige Rolle bei der Durchführung der Blutzuckermessung und der Überwachung des Blutzuckerspiegels bei Patienten. Ihre Verantwortlichkeiten und Aufgaben umfassen:

- Schulung des Patienten: Das Pflegepersonal ist dafür verantwortlich, den Patienten über die Bedeutung der Blutzuckermessung aufzuklären und ihm beizubringen, wie er die Messung selbstständig durchführen kann. Sie sollten sicherstellen, dass der Patient die notwendigen Fähigkeiten erlernt hat, um eine genaue Messung zu gewährleisten.

- Auswahl des geeigneten Messgeräts und der Teststreifen: Das Pflegepersonal sollte den Patienten bei der Auswahl eines geeigneten Blutzuckermessgeräts und der dazugehörigen Teststreifen unterstützen. Sie sollten sicherstellen, dass das Messgerät zuverlässig ist und die Teststreifen gut verfügbar sind.

- Anleitung zur richtigen Durchführung der Messung: Das Pflegepersonal sollte dem Patienten eine klare Schritt-für-Schritt-Anleitung zur korrekten Blutzuckermessung geben. Dies umfasst die Vorbereitung des Messgeräts, die Desinfektion der Einstichstelle, die Blutentnahme und das Auftragen des Blutstropfens auf den Teststreifen.

- Überwachung und Interpretation der Ergebnisse: Das Pflegepersonal ist dafür verantwortlich, die gemessenen Blutzuckerwerte zu überwachen und zu interpretieren. Sie sollten die Ergebnisse sorgfältig dokumentieren und bei abweichenden Werten angemessene Maßnahmen ergreifen, wie z.b. Rücksprache mit dem behandelnden Arzt oder Anpassung der Diabetesbehandlung.

- Schulung des Patienten zur Selbstkontrolle: In einigen Fällen kann das Pflegepersonal den Patienten auch darin schulen, wie er die Blutzuckermessung selbstständig durchführen kann. Dies ermöglicht es dem Patienten, seine Blutzuckerwerte regelmäßig zu überwachen und aktiv an der Selbstpflege teilzunehmen.

Es ist von entscheidender Bedeutung, dass das Pflegepersonal über das erforderliche Wissen und die erforderlichen Fähigkeiten verfügt, um die Blutzuckermessung sicher und effektiv durchzuführen. Regelmäßige Schulungen und Fortbildungen sind wichtig, um sicherzustellen, dass das Pflegepersonal auf dem neuesten Stand der Best Practices ist und die höchste Qualität der Pflege gewährleistet.

III. VORBEREITUNG AUF DIE BLUTZUCKERMESSUNG

A. Auswahl des geeigneten Blutzuckermessgeräts und Teststreifens für den Patienten

Die Auswahl des richtigen Blutzuckermessgeräts und der passenden Teststreifen ist entscheidend, um genaue und zuverlässige Messergebnisse zu erzielen. Es gibt eine Vielzahl von Blutzuckermessgeräten auf dem Markt, die unterschiedliche Funktionen und Eigenschaften aufweisen. Das Pflegepersonal sollte gemeinsam mit dem Patienten das geeignete Messgerät auswählen, basierend auf den individuellen Bedürfnissen und Anforderungen des Patienten.

Bei der Auswahl des Messgeräts sollten folgende Faktoren berücksichtigt werden:

- Genauigkeit: Das Messgerät sollte zuverlässige und präzise Messungen liefern. Überprüfen Sie die Genauigkeitsangaben des Herstellers und vergleichen Sie verschiedene Modelle, um die beste Option auszuwählen.

- Benutzerfreundlichkeit: Das Messgerät sollte einfach zu bedienen sein, insbesondere für Patienten, die möglicherweise eingeschränkte Seh- oder Feinmotorik haben. Wählen Sie ein Gerät mit gut lesbaren Anzeigen, großen Tasten und klaren Anweisungen.

- Speicherfunktion: Einige Messgeräte verfügen über eine Speicherfunktion, mit der die Messergebnisse gespeichert und über einen bestimmten Zeitraum verfolgt werden können. Dies kann nützlich sein, um Trends im Blutzuckerspiegel zu erkennen und die Diabetesbehandlung zu optimieren.

Zusammen mit dem Messgerät sollte das Pflegepersonal auch die passenden Teststreifen auswählen. Stellen Sie sicher, dass die Teststreifen mit dem ausgewählten Messgerät kompatibel sind und leicht verfügbar sind. Informieren Sie den Patienten über die richtige Lagerung der Teststreifen, um ihre Haltbarkeit und Genauigkeit zu gewährleisten.

B. Hygienemaßnahmen: Händewaschen und Desinfektion des Messbereichs

Vor der Blutzuckermessung ist es wichtig, angemessene Hygienemaßnahmen zu ergreifen, um Infektionen oder Kontaminationen zu vermeiden. Das Pflegepersonal sollte den Patienten anleiten, seine Hände gründlich mit Wasser und Seife zu waschen und gründlich abzutrocknen. Dies stellt sicher, dass potenziell kontaminierte Substanzen von den Händen entfernt werden, um die Messung hygienisch durchzuführen.

Darüber hinaus ist es wichtig, den Messbereich, insbesondere die Einstichstelle, zu desinfizieren. Verwenden Sie dazu ein geeignetes Desinfektionsmittel, das für die Verwendung auf der Haut zugelassen ist. Reinigen Sie die Einstichstelle mit sanften, kreisenden Bewegungen und lassen Sie das Desinfektionsmittel ausreichend einwirken, bevor Sie mit der Blutzuckermessung fortfahren.

C. Vorbereitung der Messumgebung und Sicherstellung des Patientenkomforts

Um eine erfolgreiche und stressfreie Blutzuckermessung durchzuführen, ist eine angemessene Vorbereitung der Messumgebung und die Sicherstellung des Patientenkomforts wichtig. Sorgen Sie für eine ruhige und gut beleuchtete Umgebung, in der der Patient bequem sitzen oder liegen kann.

Stellen Sie sicher, dass Sie über alle erforderlichen Materialien und Werkzeuge verfügen, einschließlich des Blutzuckermessgeräts, der Teststreifen, der Lanzetten und eines geeigneten Entsorgungsbehälters für scharfe Gegenstände. Dies erleichtert den Ablauf der Messung und verhindert Unterbrechungen oder Verzögerungen.

Darüber hinaus ist es wichtig, den Patienten während des gesamten Prozesses zu beruhigen und zu unterstützen. Erklären Sie den Ablauf der Blutzuckermessung, beantworten Sie Fragen und stellen Sie sicher, dass der Patient sich wohl und sicher fühlt. Die Schaffung einer vertrauensvollen Atmosphäre kann dazu beitragen, die Genauigkeit der Messung zu verbessern und das Wohlbefinden des Patienten zu fördern.

Insgesamt ist die ordnungsgemäße Vorbereitung auf die Blutzuckermessung ein wesentlicher Schritt, um genaue Ergebnisse zu erzielen und eine positive Erfahrung für den Patienten zu gewährleisten. Das Pflegepersonal spielt hierbei eine wichtige Rolle, indem es den Patienten bei der Auswahl des geeigneten Messgeräts und der Teststreifen unterstützt, hygienische Maßnahmen einhält und eine komfortable Messumgebung schafft.

IV. DURCHFÜHRUNG DER BLUTZUCKERMESSUNG

A. Kommunikation mit dem Patienten und Erläuterung des Verfahrens

Eine klare Kommunikation mit dem Patienten ist entscheidend, um Vertrauen aufzubauen und den Patienten über den Ablauf der Blutzuckermessung zu informieren. Das Pflegepersonal sollte dem Patienten das Verfahren in verständlicher Sprache erklären und auf mögliche Unannehmlichkeiten oder Schmerzen hinweisen. Beantworten Sie alle Fragen des Patienten und stellen Sie sicher, dass er sich wohl und sicher fühlt.

B. Vorbereitung des Messgeräts und Einsetzen des Teststreifens

Vor der eigentlichen Messung ist es wichtig, das Blutzuckermessgerät vorzubereiten und den Teststreifen korrekt einzusetzen. Stellen Sie sicher, dass das Messgerät sauber und ordnungsgemäß funktioniert. Überprüfen Sie das Verfallsdatum des Teststreifens und prüfen Sie, ob er unbeschädigt ist.

Um den Teststreifen einzusetzen, öffnen Sie das Messgerät und legen Sie den Streifen gemäß den Anweisungen des Herstellers ein. Stellen Sie sicher, dass der Streifen sicher und fest im Messgerät sitzt, um genaue Messergebnisse zu gewährleisten.

C. Wahl der geeigneten Messstelle und Vorbereitung des Patienten

Die Wahl der geeigneten Messstelle ist wichtig, um genaue und repräsentative Blutzuckerwerte zu erhalten. Die häufigste Stelle für die Blutzuckermessung ist die Fingerkuppe, da sie gut durchblutet ist und eine ausreichende Menge an Kapillarblut liefert. Alternativ können auch andere Stellen wie der Handballen, der Unterarm oder die Oberarmregion verwendet werden, falls dies für den Patienten angemessen ist.

Bevor Sie mit der Messung beginnen, bereiten Sie den Patienten vor, indem Sie die ausgewählte Stelle reinigen und desinfizieren. Verwenden Sie ein geeignetes Desinfektionsmittel und lassen Sie es ausreichend einwirken, um Kontaminationen zu vermeiden.

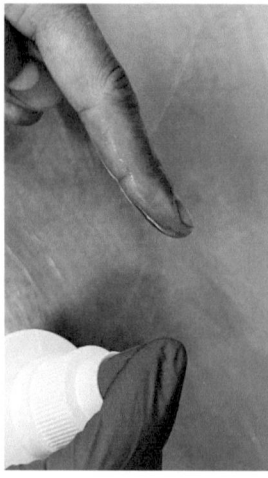

Abbildung 1: Desinfektion
Quelle: Privat

D. Durchführung der Blutentnahme und Auftragen des Blutstropfens auf den Teststreifen

Um eine Blutentnahme durchzuführen, verwenden Sie eine sterile Lanzette, um eine kleine Punktion auf der vorbereiteten Messstelle vorzunehmen. Achten Sie darauf, dass die Lanzette richtig positioniert ist und den Patienten so wenig Schmerzen wie möglich verursacht.

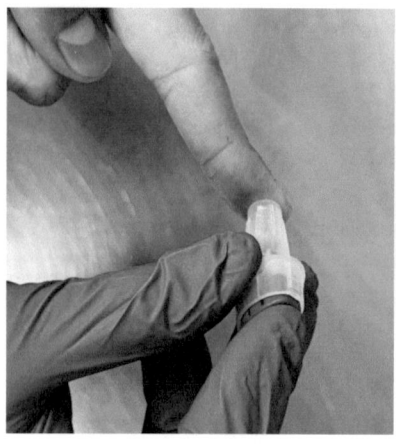

Abbildung 2: BZ-Lanzette
Quelle: Privat

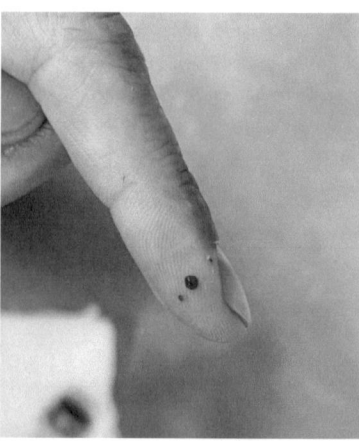

Abbildung 3: Blutstropfen
Quelle: Privat

Nachdem der Blutstropfen aufgetreten ist, berühren Sie den Teststreifen vorsichtig mit dem Blutstropfen, ohne den Streifen zu stark zu berühren oder zu drücken. Stellen Sie sicher, dass der Streifen ausreichend

Blut aufgenommen hat, um ein genaues Messergebnis zu erzielen. Danach die Einstichstelle mit einem Pflasterstreifen vor möglicher Infektion schützen.

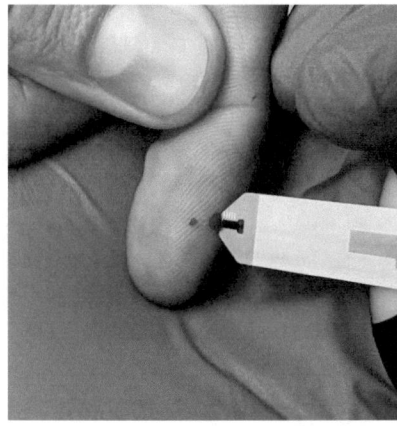
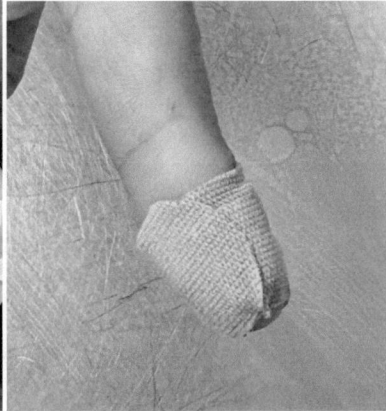

Abbildung 4: Blutstropfen im Teststreifen
Quelle: Privat

Abbildung 5: Pflaster an der Einstichstelle
Quelle: Privat

E. Warten auf das Messergebnis und korrekte Interpretation

Nachdem der Blutstropfen auf den Teststreifen aufgetragen wurde, müssen Sie je nach Messgerät eine kurze Wartezeit einhalten. Das Messgerät analysiert das Blut und gibt dann das Ergebnis auf dem Display aus.

Es ist wichtig, das Messergebnis korrekt zu interpretieren und zu verstehen. Vergleichen Sie das Messergebnis mit den Normwerten für den Blutzucker, die in der Regel in Milligramm pro Deziliter (mg/dl) oder Millimol pro Liter (mmol/l) angegeben werden. Normwerte können je nach Kontext und individuellen Faktoren variieren, daher ist es wichtig, die spezifischen Normwerte für den Patienten zu berücksichtigen und Abweichungen entsprechend zu bewerten.

Abweichungen von den Normwerten können auf eine Hypoglykämie (zu niedriger Blutzucker) oder eine Hyperglykämie (zu hoher Blutzucker) hinweisen. Das Pflegepersonal sollte geschult sein, um solche Abweichungen zu erkennen und angemessene Maßnahmen zu ergreifen, wie zum Beispiel die Anpassung der Insulindosis oder die Bereitstellung von Glukose bei Hypoglykämie.

V. UMGANG MIT SPEZIELLEN SITUATIONEN UND HERAUSFORDERUNGEN

A. Blutzuckermessung bei Patienten mit eingeschränkter Durchblutung oder empfindlicher Haut

Die Blutzuckermessung kann bei Patienten mit eingeschränkter Durchblutung oder empfindlicher Haut eine besondere Herausforderung darstellen. In solchen Fällen ist es wichtig, vorsichtig vorzugehen und geeignete Maßnahmen zu ergreifen, um das Risiko von Komplikationen zu minimieren.

Bei Patienten mit eingeschränkter Durchblutung können alternative Messstellen in Betracht gezogen werden, wie beispielsweise der Handballen oder der Unterarm. Diese Bereiche haben oft eine bessere Durchblutung und ermöglichen eine zuverlässige Blutzuckermessung.

Für Patienten mit empfindlicher Haut sollten spezielle Lanzetten mit geringerer Einstichtiefe verwendet werden, um Schmerzen und Hautirritationen zu minimieren. Zudem sollte die Haut vor der Blutzuckermessung sorgfältig gereinigt und desinfiziert werden, um Infektionen zu verhindern.

B. Umgang mit Patienten, die ängstlich oder unkooperativ sind

Einige Patienten können ängstlich oder unkooperativ sein, wenn es um die Blutzuckermessung geht. In solchen Fällen ist eine einfühlsame und geduldige Herangehensweise erforderlich, um das Vertrauen des Patienten zu gewinnen und die Messung erfolgreich durchzuführen.

Kommunizieren Sie klar und verständlich mit dem Patienten, erklären Sie den Ablauf der Messung und beantworten Sie alle Fragen oder Bedenken. Versuchen Sie, eine ruhige und entspannte Atmosphäre zu schaffen, indem Sie den Patienten ermutigen, tief durchzuatmen oder sich auf etwas Positives zu konzentrieren.

Es kann auch hilfreich sein, Ablenkungstechniken anzuwenden, wie zum Beispiel das Abspielen beruhigender Musik oder das Erzählen einer Geschichte, um die Aufmerksamkeit des Patienten abzulenken. Wenn der Patient weiterhin ängstlich oder unkooperativ ist, kann es notwendig sein, zusätzliches Fachpersonal hinzuzuziehen, um die Messung durchzuführen.

C. Blutzuckermessung bei Patienten mit besonderen Bedürfnissen

Die Blutzuckermessung bei bestimmten Patientengruppen erfordert besondere Aufmerksamkeit und Anpassungen, um den individuellen Bedürfnissen gerecht zu werden. Dies umfasst beispielsweise die Blutzuckermessung bei Kindern und älteren Menschen.

Bei Kindern ist es wichtig, eine kindgerechte Kommunikation und Herangehensweise anzuwenden. Erklären Sie den Vorgang auf eine altersgerechte Weise und verwenden Sie möglicherweise spezielle kinderfreundliche Messgeräte oder Lanzetten, um die Akzeptanz und das Wohlbefinden des Kindes zu fördern.

Bei älteren Menschen kann eine verminderte Seh- oder Feinmotorik eine Herausforderung darstellen. Sorgen Sie für ausreichendes Licht und verwenden Sie größere und leicht ablesbare Messgeräte. Unterstützen Sie den Patienten bei der Vorbereitung der Messumgebung und achten Sie auf eine ruhige und stressfreie Atmosphäre.

VI. DOKUMENTATION UND BERICHTERSTATTUNG

A. Aufzeichnung der Messergebnisse im Pflegedokumentationssystem

Eine ordnungsgemäße Dokumentation der Blutzuckermessergebnisse ist von entscheidender Bedeutung, um den Verlauf des Blutzuckerspiegels zu verfolgen und die Behandlung des Patienten angemessen anzupassen. Stellen Sie sicher, dass alle Messergebnisse sorgfältig und genau im Pflegedokumentationssystem erfasst werden.

Notieren Sie das Datum und die Uhrzeit der Messung, den gemessenen Blutzuckerwert, den verwendeten Messgerätetyp und andere relevante Informationen, wie zum Beispiel das Auftreten von Symptomen oder spezifische Umstände, die das Messergebnis beeinflussen könnten.

B. Verwendung von Blutzuckertagebüchern oder elektronischen Aufzeichnungen

Die Verwendung von Blutzuckertagebüchern oder elektronischen Aufzeichnungen kann hilfreich sein, um den Blutzuckerverlauf im Zeitverlauf zu überwachen und zu analysieren. Ermutigen Sie die Patienten, regelmäßig ihre Blutzuckerwerte in einem Tagebuch oder einer geeigneten App zu notieren.

Diese Aufzeichnungen können auch zur Selbstkontrolle dienen und dem Patienten helfen, Muster und Trends in seinem Blutzuckerspiegel zu erkennen. Unterstützen Sie die Patienten bei der korrekten Verwendung dieser Aufzeichnungen und erläutern Sie, wie sie bei der Optimierung ihres Diabetesmanagements helfen können.

C. Kommunikation der Ergebnisse an das medizinische Team

Es ist wichtig, die Blutzuckermessergebnisse an das medizinische Team zu kommunizieren, insbesondere an den behandelnden Arzt oder Diabetesberater. Dies ermöglicht eine umfassende Beurteilung des Diabetesmanagements und die Anpassung der Behandlung bei Bedarf.

Übermitteln Sie die dokumentierten Blutzuckermessergebnisse in einem strukturierten und zeitnahen Bericht an das medizinische Team. Achten Sie darauf, alle relevanten Informationen bereitzustellen, wie beispielsweise Veränderungen im Lebensstil des Patienten, Medikamentenänderungen oder auftretende Symptome.

VII. SCHULUNG UND FORTBILDUNG DES PFLEGEPERSONALS

A. Schulung von Pflegepersonal zur korrekten Blutzuckermessung

Die Schulung des Pflegepersonals zur korrekten Durchführung der Blutzuckermessung ist von entscheidender Bedeutung, um die Qualität der Versorgung sicherzustellen. Das Personal sollte über das notwendige Wissen und die Fertigkeiten verfügen, um die Messung präzise und sicher durchführen zu können.

Die Schulung sollte verschiedene Aspekte abdecken, wie beispielsweise die Auswahl des richtigen Messgeräts und Teststreifens, die Vorbereitung des Patienten und der Messumgebung, das korrekte Stechen und Auftragen des Blutstropfens sowie die Interpretation der Messergebnisse.

Es ist wichtig, Schulungsmaterialien bereitzustellen, die leicht verständlich und praxisorientiert sind. Dies kann sowohl schriftliche Anleitungen als auch praktische Demonstrationen umfassen. Schulungen können in Form von Workshops, Schulungssitzungen oder Online-Schulungen durchgeführt werden, um sicherzustellen, dass das Personal die erforderlichen Fähigkeiten und das Verständnis entwickelt.

B. Aktualisierung des Wissens und regelmäßige Fortbildungen

Die medizinischen Erkenntnisse und die Technologie im Bereich der Blutzuckermessung entwickeln sich ständig weiter. Daher ist es wichtig, dass das Pflegepersonal regelmäßige Fortbildungen erhält, um über aktuelle Richtlinien, Verfahren und technologische Entwicklungen informiert zu bleiben.

Fortbildungen können verschiedene Formen annehmen, wie beispielsweise Schulungen durch Experten, Teilnahme an Konferenzen und Fortbildungskursen, Selbststudium von Fachliteratur oder Online-Weiterbildungen. Diese Fortbildungen bieten eine Gelegenheit für das Pflegepersonal, ihr Wissen zu vertiefen, neue Fertigkeiten zu erlernen und bewährte Verfahren zu aktualisieren.

VIII. QUALITÄTSKONTROLLE UND SICHERHEIT

A. Überprüfung der Genauigkeit und Kalibrierung der Messgeräte

Die regelmäßige Überprüfung der Genauigkeit der Blutzuckermessgeräte ist entscheidend, um sicherzustellen, dass die Messungen zuverlässig und präzise sind. Das Pflegepersonal sollte über die erforderlichen Kenntnisse und Fähigkeiten verfügen, um die Messgeräte zu kalibrieren und zu überprüfen.

Es ist wichtig, die Herstelleranweisungen zu befolgen und die empfohlenen Kontrolllösungen zu verwenden, um die Genauigkeit der Messgeräte zu testen. Dies sollte in regelmäßigen Abständen durchgeführt werden, wie vom Hersteller oder den geltenden Richtlinien vorgeschrieben.

B. Maßnahmen zur Gewährleistung der Patientensicherheit bei der Blutzuckermessung

Die Sicherheit der Patienten während der Blutzuckermessung ist von größter Bedeutung. Das Pflegepersonal sollte geeignete Maßnahmen ergreifen, um die Infektionskontrolle zu gewährleisten und Verletzungen zu verhindern.

Dazu gehören das regelmäßige Händewaschen und die Desinfektion des Messbereichs vor der Durchführung der Messung. Das Pflegepersonal sollte auch sicherstellen, dass die verwendeten Stechhilfen und Lanzetten einmalig und für jeden Patienten steril sind.

Darüber hinaus sollte das Pflegepersonal den Patienten angemessen aufklären und unterstützen, um Ängste oder Unannehmlichkeiten im Zusammenhang mit der Blutzuckermessung zu minimieren.

Diese Maßnahmen tragen dazu bei, die Sicherheit und Genauigkeit der Blutzuckermessung zu gewährleisten und das Risiko von Komplikationen oder Infektionen zu minimieren.

IX. ABSCHLUSS

A. Zusammenfassung der wichtigsten Punkte für die Blutzuckermessung durch Pflegepersonal

Die Blutzuckermessung ist eine wichtige Aufgabe für das Pflegepersonal im Rahmen der Patientenversorgung. In dieser Ausarbeitung haben wir die wesentlichen Aspekte der Blutzuckermessung durch Pflegepersonal behandelt.

Zu Beginn haben wir die Bedeutung der Blutzuckermessung für die Gesundheit von Patienten hervorgehoben. Ein angemessener Blutzuckerspiegel ist für das Wohlbefinden von Menschen mit Diabetes von großer Bedeutung.

Des Weiteren haben wir den Unterschied zwischen der Blutzuckermessung und Blutuntersuchungen im Labor erläutert. Während Laboruntersuchungen umfangreiche Informationen liefern können, ermöglicht die Blutzuckermessung vor Ort eine schnelle und regelmäßige Überwachung des Blutzuckerspiegels.

Wir haben auch die Verantwortlichkeiten und Aufgaben des Pflegepersonals bei der Blutzuckermessung beleuchtet. Dazu gehört die Auswahl des geeigneten Blutzuckermessgeräts und Teststreifens für den Patienten sowie die Einhaltung angemessener Hygienemaßnahmen und die Schaffung einer komfortablen Messumgebung.

B. Betonung der Bedeutung einer korrekten und zuverlässigen Messung für die Patientenversorgung

Eine korrekte und zuverlässige Blutzuckermessung ist von großer Bedeutung für die optimale Versorgung der Patienten. Messfehler können zu falschen Behandlungsentscheidungen führen und das Diabetesmanagement erschweren. Daher ist es wichtig, dass das Pflegepersonal die Schritte zur Messung sorgfältig und präzise ausführt.

Die regelmäßige Überwachung des Blutzuckerspiegels ermöglicht eine rechtzeitige Anpassung der Diabetesbehandlung und hilft, potenzielle Komplikationen zu vermeiden. Durch eine genaue Messung können Trends im Blutzuckerspiegel erkannt und entsprechende Maßnahmen ergriffen werden, um den Patienten bestmöglich zu unterstützen.

C. Empfehlung zur Konsultation von Richtlinien und Protokollen in der Pflegepraxis

Um eine qualitativ hochwertige Blutzuckermessung durchzuführen, ist es wichtig, sich an bewährte Verfahren und Richtlinien in der Pflegepraxis zu halten. Jede medizinische Einrichtung sollte über klare Richtlinien und Protokolle zur Blutzuckermessung verfügen, die regelmäßig aktualisiert werden, um den aktuellen Standards gerecht zu werden.

Das Pflegepersonal sollte diese Richtlinien konsultieren und sicherstellen, dass sie über das notwendige Wissen und die Fähigkeiten verfügen, um die Blutzuckermessung gemäß den geltenden Bestimmungen durchzuführen. Bei Fragen oder Unsicherheiten sollten sie sich an erfahrene Kollegen, Vorgesetzte oder Fachexperten wenden, um eine angemessene Unterstützung zu erhalten.

Abschließend möchten wir betonen, dass eine sorgfältige und korrekte Blutzuckermessung durch das Pflegepersonal einen wesentlichen Beitrag zur Patientenversorgung leistet. Indem sie die Blutzuckermessung professionell durchführen und die Ergebnisse angemessen dokumentieren, tragen sie dazu bei, die Gesundheit und das Wohlbefinden der Patienten zu verbessern.

QUELLENVERZEICHNIS:

American Diabetes Association. (2019). Standards of Medical Care in Diabetes—2019. Diabetes Care, 42(Supplement 1), S1-S193.

International Diabetes Federation. (2019). IDF Diabetes Atlas (9th ed.). Brussels, Belgium: International Diabetes Federation.

Deutsche Diabetes Gesellschaft (DDG). (2021). S3-Leitlinie: Diagnostik, Therapie und Verlaufskontrolle des Diabetes mellitus im Alter. Version 2.0.

Institute for Quality and Efficiency in Health Care (IQWiG). (2018). Blood Sugar Measurement: How Do Self-Measurement and Laboratory Measurement Compare? Retrieved from https://www.ncbi.nlm.nih.gov/books/NBK537057/

American Association of Clinical Endocrinologists and American College of Endocrinology. (2018). AACE/ACE Comprehensive Type 2 Diabetes Management Algorithm 2018. Endocrine Practice, 24(1), 91-120.

Kirschnick, Olaf: Pflegetechniken von A-Z (2016).

National Institute for Health and Care Excellence (NICE). (2019). Type 2 diabetes in adults: management. NICE guideline [NG28].

Centers for Disease Control and Prevention (CDC). (2020). National Diabetes Statistics Report, 2020. Atlanta, GA: Centers for Disease Control and Prevention, US Department of Health and Human Services.